TRAITEMENT

RATIONNEL & CURATIF

DU

CHOLÉRA

Dans l'immense majorité des cas

PAR CHABASSU

Docteur de la Faculté de Paris,

Médecin principal de la Marine en retraite, Chevalier de la Légion d'honneur

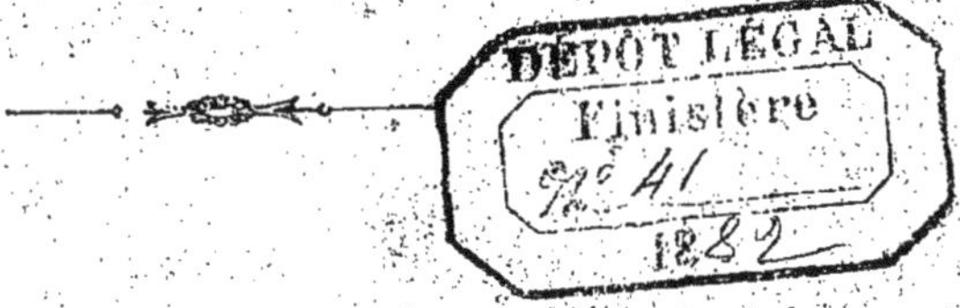

SE TROUVE :

Chez OCTAVE DOIN, Libraire Editeur, 8, place de l'Odéon

PARIS

Et chez JEAN ROBERT, Libraire, rue Saint-Yves, 41

BREST

—

1882

TRAITEMENT

RATIONNEL & CURATIF

DU

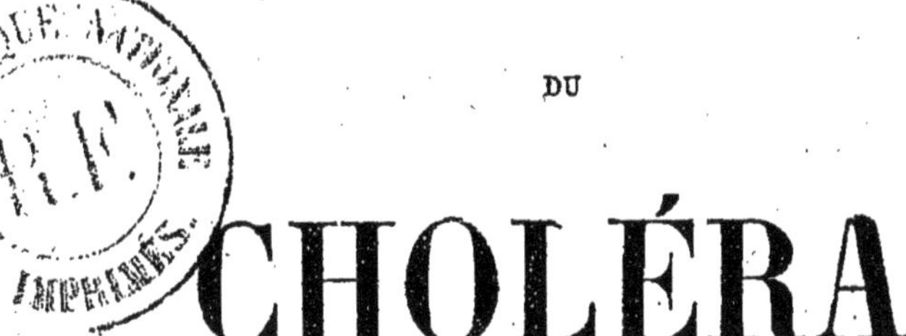

CHOLÉRA

Dans l'immense majorité des cas

PAR CHABASSU

Docteur de la Faculté de Paris,

Médecin principal de la Marine en retraite, Chevalier de la Légion d'honneur

BREST

TYPOGRAPHIE ET LITHOGRAPHIE J.-P. GADREAU, RUE DE SIAM, 99.

1882

TRAITEMENT RATIONNEL ET CURATIF

DU

CHOLÉRA

Dans l'immense majorité des cas

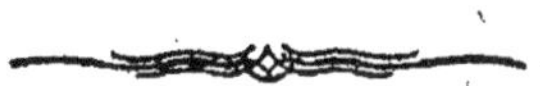

Ayant eu, en notre qualité de Médecin principal de la Marine, à combattre une épidémie de choléra en Cochinchine, en 1861, nous avions reconnu combien étaient impuissantes les prescriptions curatives tracées par nos devanciers. Néanmoins, quand le fléau vint fondre inopinément sur la population de Brest et des environs en 1866, nous fûmes, tout d'abord, obligé de recourir, faute de mieux, à la médication classique dont, *à priori*, l'inefficacité ne nous paraissait pas douteuse.

Les évènements se chargèrent bientôt de justifier nos craintes. L'épidémie avait commencé par Lanninon, petite bourgade contiguë à la ville de Brest. Les deux premiers malades que nous y eûmes à traiter, M. Moal et sa femme, y succombèrent assez rapidement. La femme, frappée de choléra le 7 janvier, mourut le lendemain ; le mari, atteint à son tour par l'épidémie, le 11 janvier au matin, succomba dans la matinée du jour suivant. Et pourtant ils avaient été, tous deux, moins gravement atteints que beaucoup d'autres qui suivirent.

En présence d'un pareil échec et malgré notre répugnance à innover, nous dûmes aviser, séance tenante, à modifier notre thérapeutique, improviser, dirons-nous plutôt, un meilleur traitement, sous peine d'enregistrer presque autant de décès que de malades.

Ce n'était pas à l'empirisme, système de tâtonnements, mais au rationalisme éclairé que nous avions à demander nos inspirations. Nous avions remarqué que de toutes les voies ouvertes à l'action dynamique ou par absorption des médicaments : voies pulmonaire, cutanée, bucco-pylorique et rectale, cette dernière est, dans le choléra, la seule à laquelle on devait recourir, à l'exclusion absolue des trois autres, pendant la période initiale de la sidération qui, dans cette maladie, a une importance extrême, puisqu'elle la résume presqu'entièrement et la personnifie en quelque sorte.

En effet, l'inhalation pulmonaire est à peu près impossible, du moment que l'air inspiré n'est, pour ainsi dire, pas absorbé, tant il l'est peu, et que, d'ailleurs, les remèdes voulus ne se prêtent pas à la forme gazeuse.

D'un autre côté, agir sur la peau et par la peau qui ne fonctionne pas ou presque pas, c'est perdre un temps précieux dans une maladie où l'on n'a pas à en perdre.

Par contre, administrer des médicaments par la bouche, avec la perspective assurée de les voir rejeter, c'est se heurter, quoi qu'on fasse, contre l'intolérance de l'estomac (laquelle est proportionnelle à l'algidité) ; c'est provoquer et accroître les vomissements ; rendre, de ce fait, la sidération plus forte (si l'on en juge à bon droit par l'état nauséeux), et, partant, la réaction plus difficile ; aggraver en définitive la situation déjà très grave du malade ; aller, en un mot, contre le but qu'on poursuivait, ce dont nous nous étions assuré en Cochinchine.

Reste, conséquemment, la voie anale où, grâce à la moindre susceptibilité du gros intestin, le remède a chances d'être gardé, absorbé et de produire ainsi du même coup un double effet : 1° une action topique immédiate ou de contact que nous déterminerons plus loin ; 2° une action dynamique générale ou, si l'on préfère, d'absorption. Elle est, relativement à la précédente, d'une supériorité hors ligne

Cette idée, qui jaillissait en nous comme un trait de lumière, nonobstant sa grande simplicité, nous a conduit à la découverte de la seule et véritable méthode curative du choléra. Nous la résumons en ceci : faire pénétrer dans l'économie animale les médicaments appropriés, par la voie anale, à l'exclusion absolue de toute autre voie, pendant la période d'algidité et jusqu'à ce que, pendant la période suivante, la réaction se soit solidement et définitivement établie.

Il semble, de prime abord, qu'une prescription aussi simple soit d'une réalisation facile. Il n'en est rien. Dans le choléra, où la vitalité est toujours plus ou moins défaillante, la grande difficulté, au point de vue de la thérapeutique, consiste précisément à obtenir de la part de l'organisme la tolérance pour les médicaments qu'on veut y introduire.

Lors même qu'on les lui présente par la voie rectale, pour peu que la pyrexie typhique offre de gravité, il est assez rare qu'une première présentation réussisse. Quand la tolérance ne s'obtient pas à la première tentative, on en fait, sans tarder, une seconde qui, si elle échoue, en nécessite aussitôt une troisième, une quatrième, au besoin, voire même une cinquième. En cas d'insuccès, il est inutile d'insister davantage, le cholérique est voué à une mort inévitable et l'on doit renoncer à l'espoir de le sauver. Ces essais impuissants, répétés coup sur coup, prouvent effectivement que la vitalité de l'intestin est sur le point de s'éteindre avec le reste de l'organisme, par suite d'une sidération qui s'est accrue outre mesure, en se prolongeant, et qu'en d'autres termes, le médecin a été mandé trop tard pour conjurer une terminaison funeste. Nous en avons fait la triste expérience, bien qu'elle n'infirme en rien la bonté de notre médication.

Ce fâcheux dénouement est même à prévoir dès que la troisième tentative est demeurée infructueuse. Cependant le devoir commande au praticien d'en faire une quatrième et une cinquième, désespérément, sans doute, mais pour l'acquit de sa conscience. Par tentative infructueuse, il faut entendre celle où un lavement n'a pas été gardé cinq minutes. Il y a alors intolérance complète. Celle-ci est quelquefois due, en totalité ou en partie, au mode opératoire, et ce point mérite de nous arrêter un instant.

Comme il importe, avant tout, que le lavement soit gardé le plus longtemps possible, afin qu'il agisse dans toute son efficacité, il convient de l'administrer au moment opportun qui est celui où le malade vient d'aller à la selle, comme aussi de procéder avec douceur et une lenteur intelligente, afin d'éviter les jets brusques, saccadés du liquide contre les parois de l'intestin, la révolte de celui-ci et ses contractions expulsives.

La promptitude avec laquelle un premier lavement est rendu, est en raison directe de la gravité du mal ; elle en donne la mesure et varie, conséquemment, d'un sujet à un autre. Toutefois, la tolérance de l'intestin augmente de plus en plus, à chaque nouveau lavement, et elle finit par devenir complète. Cette heureuse disposition est due au choix des remèdes que nous employons et dont la puissante intervention apparaît de la sorte.

Supposons, par exemple, qu'une première injection faite dans le rectum d'après les règles précédemment inscrites, soit tolérée dix minutes ; la seconde le sera trente minutes, souvent davantage ; la troisième pendant deux ou trois heures, et si la quatrième n'est pas conservée indéfiniment, but auquel on doit tendre, la cinquième, indubitablement, le sera. Si dans un autre exemple le premier lavement est gardé une demi-heure, le second le sera pendant deux heures environ, et le troisième pourra l'être continuellement. On peut se représenter les exemples intermédiaires aux deux précités comme se rapprochant tantôt plus, tantôt moins, de l'un ou de l'autre, de manière à embrasser l'immense généralité des cas.

Le nombre des lavements à donner jusqu'à ce qu'on arrive à la tolérance parfaite, condition, *sine qua non*, d'une absorption totale, est proportionné, comme on le voit, au degré d'intensité de l'attaque cholérique. Cette absorption ne s'effectue pas avec la même rapidité qu'à l'état de santé, à cause de la turgescence des vaisseaux du système veineux abdominal, turgescence attestée sur le vivant par la surexhalation gastro-intestinale et par la vacuité relative de la périphérie du corps, sous le rapport de la vascularité. L'autopsie cadavérique rend, d'ailleurs, cette turgescence visible et palpable. Elle montre même que l'injection vasculaire, à son summum dans l'intestin grêle, décroît à mesure qu'on s'éloigne de la valvule iléo-cœcale en descendant vers le rectum. Cela permet au pouvoir absorbant de s'exercer dans le gros intestin d'autant mieux que la réplétion des vaisseaux y est moindre. L'absorption, avons-nous dit, y est lente ; par conséquent, de ce qu'un premier lavement n'est pas rendu aussitôt après avoir été pris, il ne faut pas conclure qu'il a produit tout l'effet qu'on est en droit d'en attendre, et différer d'en administrer un suivant ; il est au contraire indispensable de soumettre sans interruption à l'action médicamenteuse le gros intestin et, par son intermédiaire, l'organisme.

De là découle le principe fondamental de notre méthode, lequel consiste à faire prendre un lavement immédiatement après chaque évacuation intestinale ; sinon, la réaction qui s'était établie sous l'influence médicatrice ne se maintiendrait pas longtemps, et l'algidité reparaîtrait bientôt dans les conditions les plus alarmantes.

Mais arrive le moment où une injection est gardée au-delà de trois heures, qu'alors elle soit ou ne soit pas entièrement absorbée, il n'est pas moins nécessaire d'en faire une nouvelle, si l'on veut obtenir une réaction soutenue, gage d'une guérison prochaine et sûre ; deux de nos malades ont payé de leur vie l'oubli de ce précepte que nous posons d'une manière absolue, et deux autres ont failli en mourir.

On avait été arrêté par la crainte de produire le ballonnement du ventre, ou de provoquer l'évacuation intestinale. Une telle crainte est chimérique, quant au météorisme, et mal fondée à l'égard des déjections, parce que la matière du premier lavement a, sur ces entrefaites, passé en totalité ou en majeure partie dans le torrent circulatoire, et est en train d'opérer dynamiquement ; le second lavement vient donc continuer et renforcer l'action du précédent, au lieu de l'entraver, car le pouvoir absorbant de l'intestin a progressé avec la déplétude de ses vaisseaux, en suivant, pas à pas, l'impulsion du mouvement réactionnaire ; par conséquent, en pareille occurrence, l'intervalle de trois heures qui sépare l'administration d'un lavement de celle du lavement lui faisant suite, suffit dans une large mesure pour procurer l'absorption totale, ou peu s'en faut, du liquide injecté.

Comment, d'ailleurs, redouterait-on de susciter une évacuation avec la petite quantité de véhicule dont nous nous servons ? attendu que nous avons soin de ne faire prendre que des quarts de lavements, afin de les accommoder au faible degré de la tolérance et de l'absorption, qu'ainsi nous facilitons, surtout au début, tandis qu'en se conformant aux indications formulées ci-dessus, la réaction est assurée, pourvu qu'on persévère jusqu'au bout dans ce mode d'administration, et n'est-ce pas à assurer la réaction devant mettre fin à l'état sidéral algide, cyanique du choléra, que doit viser toute médication vraiment digne de ce nom ?

Mais lorsque quarante-huit heures se sont écoulées depuis la première application de ma méthode et que, par ce moyen, la réaction s'est maintenue tout le temps, comme elle a, dès lors, acquis assez de solidité pour ne pas exiger une intervention aussi incessante de la thérapeutique, on peut sans inconvénient éloigner davantage les lavements l'un de l'autre, et ne les administrer qu'à quatre heures d'intervalle, entre chaque, pendant le troisième nyctémère, ce qui en réduit le nombre quoditien de huit à six. Par la même raison, on n'en ordonnera plus que quatre le lendemain, c'est-à-dire le quatrième jour, et quatre le surlendemain ou cinquième jour, en ayant la précaution de les espacer également entre eux ce jour-là, comme la veille. Enfin, pour plus de sécurité, on continuera de faire prendre trois lavements le sixième jour, et deux le septième, si jusque là le malade s'est acheminé sans encombre vers son rétablissement, et n'est pas tombé, auparavant, dans l'état typhoïde, complication fort grave et la plus commune du choléra parvenu à la seconde période, dont elle prolonge ainsi la durée.

Cette grave transformation réclame un traitement particulier, imité de celui qui nous a si bien réussi contre la fièvre typhoïde de forme adynamique et que nous exposerons plus bas.

C'était beaucoup, assurément, pour nous, d'avoir trouvé quelle était la voie d'introduction des remèdes la plus avantageuse et nous oserons dire la seule ; mais cela ne suffisait pas pour guérir les cholériques. Afin d'utiliser dans ce but notre importante découverte, nous devions aller à la recherche des médicaments efficaces. Profitant de notre longue pratique dans nos colonies intertropicales et, notamment, de notre séjour en Cochinchine, nous les trouvâmes dans l'association du quinquina, du laudanum de Sydenham et de l'amidon. Chacun d'eux remplit une indication spéciale, sous le double rapport de l'action topique et de l'action dynamique.

Topiquement, le quinquina est astringent, antiputride ; le laudanum de Sydenham est astringent, antidouloureux ; l'amidon est absorbant, épaississant. Réunis, ces agents médicamenteux permettent donc d'enrayer la diarrhée, de calmer les douleurs d'entrailles, de corriger la mauvaise odeur des selles, et en même temps de mettre la muqueuse de l'intestin dans les conditions favorables à leur absorption ultérieure.

Ce dernier office de leur action locale est, incontestablement, le meilleur. De leur absorption, en effet, dépendra leur action dynamique dont la portée est autrement grande, puisqu'elle étend son influence jusqu'aux phénomènes locaux qui se passent dans le tube intestinal et les empêche de se reproduire Elle vient ainsi en aide à l'action topique, parce qu'en déterminant un mouvement de réaction périphérique, elle détourne de l'intestin, pour le reporter vers la peau, le flux de sang qui s'en était retiré.

Cette action générale doit donc s'adresser directement au système nerveux, en relever les forces et les mettre en activité. Elle doit être, à la fois, tonique-névrosthénique, excitante-diaphorétique. Eh bien, ces conditions sont réalisées de la façon la plus effective par le quinquina et le laudanum de Sydenham associés.

L'action dynamique du quinquina, classé au premier

rang des amers, est, au plus haut point, tonique-névrosthénique.

L'action du laudanum (de Sydenham), composé de remèdes stimulants diffusibles, par excellence, est, on ne peut mieux, excitante et diaphorétique

L'amidon n'a pas d'effet dynamique important ; il est le moins absorbé des trois, malgré qu'il soit tenu en dissolution, conjointement avec les deux autres, dans le liquide servant de véhicule et dont il diminue la fluidité ; c'est là son rôle principal.

Au laudanum de Sydenham il appartient de susciter la réaction ou fièvre éliminatrice, ce qui rappelle le sang à la périphérie, affaiblit d'autant la fluxion abdominale, finit par l'épuiser et tarit la source des superpurgations morbides, ainsi que des vomissements de même ordre, dans l'éméto-cathartisme du choléra.

Au quinquina est dévolu l'office d'imprimer au mouvement réactionnaire de la force et de la durée, en restaurant l'innervation générale. Cela remet en plein exercice les fonctions organiques toutes placées sous la dépendance du système nerveux, et leur communique une impulsion vigoureuse.

Mais, bien qu'assez distincts, les agissements du quinquina et du laudanum se marient et se fondent dans une synergie commune ; ils se complètent l'un par l'autre. En effet, si l'un des deux médicaments imprime à la réaction la vivacité menant à l'ampleur, l'autre, le quinquina, lui donne cette ampleur et la faculté de se maintenir et de durer ; leur action synergique forme ainsi un tout harmonieux dans la tâche à eux impartie.

Il n'est pas jusqu'au liquide des lavements qui n'ait son utilité, en redonnant à la masse du sang l'élément aqueux que les surexhalations excessives de l'intestin lui ont fait perdre, en proportions diverses, mais toujours très grandes, et qui est, cependant, indispensable à la composition et au fonctionnement du fluide nourricier, lequel, filtré de son eau et de ce qu'elle tient en dissolution, finit par devenir poisseux.

Nous ne saurions nous étendre plus longuement sur la manière d'agir de nos remèdes, sans entrer dans des considérations relatives à la nature du choléra, à ses causes génératrices. Cette investigation, toute palpitante d'intérêt qu'elle soit, pourrait être regardée comme un hors-d'œuvre, du moment que nous devons nous renfermer dans l'énoncé de notre sujet.

Nous ne pouvons cependant nous dispenser de faire connaître les raisons pour lesquelles nous avons choisi le laudanum de Sydenham et le quinquina, de préférence à tous autres, sans effleurer quelque peu l'étiologie du choléra. Nous serons aussi bref que possible.

Les motifs de notre choix sont les suivants : 1° Etant donnée la nécessité de faire pénétrer dans l'économie, sous les conditions les plus sûres et les plus rapides de solubilité et d'absorption, à doses les plus concentrées, et sous le moindre excipient, les excitants diffusibles cérébraux et diaphorétiques les plus actifs, nous ne pouvions faire un meilleur choix, en nous adressant au laudanum de Sydenham qui est, à notre avis, l'assemblage le mieux assorti de ces agents médicamenteux ; c'est du reste une préparation pharmaceutique universellement estimée, dont notre codex s'est enrichi depuis fort longtemps.

2° A l'égard du quinquina, dont l'origine médicamenteuse remonte pareillement au dix septième siècle, outre qu'il est hors de pair parmi les névrosthéniques, il est aussi, par la même raison, le plus puissant et le plus sûr de ce que les uns nomment les antipériodiques, d'autres les antipaludéens. Or, qu'on nous permette cette courte digression, il y a de l'impaludation dans l'étiologie du choléra, comme il y en a dans celle de la fièvre jaune ; et il y a autant de rapprochement entre la fièvre paludéenne algide et le choléra, qu'il y en a entre la fièvre rémittente bilieuse et la fièvre jaune ; impaludation spéciale, si l'on veut, puisqu'à la différence de la fièvre des marais qui est cosmopolite, le typhus d'Asie, comme celui d'Amérique, est endémique à certaines contrées. Mais, nonobstant son caractère de spécificité, il y a impaludation et, de plus, infection typhique dans le choléra, aussi bien que dans la fièvre jaune.

Ce second élément générateur est expressément dû à l'agglomération excessive, à l'entassement des individus d'où s'exhalent les miasmes infectants. Il est l'unique cause de l'élévation de la maladie au rang épidémique, de la contagiosité et de l'aggravation intrinsèque du choléra dans son essence, sa constitution nosologique.

Nous allons plus loin et nous soutenons que le rassemblement d'individus parmi lesquels on ne compte aucune personne atteinte ni de choléra, ni de fièvre paludéenne, peut amener l'éclosion spontanée de l'affection dont nous nous occupons, pourvu, toutefois, que les individus agglomérés vivent dans un milieu d'impaludation cholérigène, comme en Cochinchine, par exemple.

Nous nous expliquons : de même qu'il n'est pas nécessaire pour qu'il y ait impaludation qu'elle se manifeste par des accès de fièvre intermittente (ce fait, énoncé d'abord par Boudin, rappelé et commenté par nous [1], est aujourd'hui acquis sans contestation), de même l'impaludation spécifique du choléra, comme aussi celle de la fièvre jaune, peuvent se produire et se produisent souvent, sans donner lieu à leur manifestation pathologique, parce que le sujet élimine à mesure, sans effort marqué, le miasme qu'il a introduit par absorption dans son économie, et l'équilibre n'est pas rompu. Mais si ces individus sont groupés, leurs propres émanations s'ajoutent à la masse infectante ; il y a, dès lors, disproportion et rupture d'équilibre entre l'absorption et l'élimination, l'organisme est troublé et la maladie apparaît avec son caractère particulier d'impaludation. L'expérience médicale que nous avons acquise à la longue dans les pays chauds nous en a fourni abondamment la preuve.

Pour nous en tenir au choléra, on sait qu'il est endémique en Cochinchine ; il y règne d'habitude sous forme sporadique, à telle époque de l'année où, précisément, la fièvre paludéenne s'y montre, et plus nombreuse et plus intense. Qu'une agglomération vienne à se créer dans les proportions voulues, la maladie typhique éclate et se propage. Détruisez le rassemblement, l'épidémie disparaît et la maladie, elle-même, à son tour. C'est ainsi que les choses se sont passées à l'ambulance de Cho-Quam dont nous dirigions le service médical en 1861.

Nous en pourrions dire autant de l'éclosion de la fièvre jaune à Cayenne, en 1852. Dans cette localité, la fièvre des marais règne en permanence. Comme on allait transporter les forçats à la Guyane dont Cayenne est le chef-lieu, on venait d'augmenter la garnison dans cette ville. L'entassement de soldats nouveau-venus de France dans leur caserne y fit naître des cas, isolés d'abord, de fièvre jaune déguisée sous le nom de rémittente bilieuse, puis un commencement d'épidémie avouée à laquelle la dispersion des soldats casernés mit bientôt fin.

Ainsi, l'infection miasmatique due à l'impaludation spécifique et à l'entassement des individus qui vivent dans un milieu palustré, sont les éléments constitutifs soit de la fièvre jaune, soit du choléra, épidémiques, suivant la nature marécageuse des régions terrestres : Amérique ou Asie, où l'on se trouve. En l'absence de toute impaludation, l'agglomération excessive pourrait enfanter le typhus d'Europe, mais elle ne pourrait pas engendrer le typhus d'Asie ni celui d'Amérique, et nous allons fournir la preuve de cette double assertion.

(1) **Thèse doctorale, 1856, Paris.**

Aux îlots du Salut (Guyane), il n'y a pas de marais, source d'impaludation génératrice, et de la fièvre dite intermittente ou marématique, et de la fièvre dite des Antilles, ou vomito-négro. En 1853, on en fit un dépôt de forçats transportés ; il y eut entassement et par suite typhus, mais ce fut le typhus des camps, bagnes, prisons, etc., le typhus d'Europe, en un mot, et il n'y eut pas de fièvre jaune, pas même un seul cas. En 1855, au contraire, cette dernière y est apportée par navire, sous forme sporadique, de Cayenne où elle existait. Comme il y avait de nouveau grande agglomération de transportés, il se déclara chez eux, aux mêmes îlots du Salut, une épidémie de fièvre jaune ; elle fut très meurtrière ; nous perdîmes plus du quart de nos malades et tout le monde, à peu près, en fut atteint.

Le choléra épidémique, tel qu'il se montre en Europe, compte donc au nombre de ses éléments constitutifs le miasme du typhus, mais son élément primordial est dû à l'impaludation, *sui generis*, de ses marécages producteurs, en dehors desquels la maladie ne saurait naître.

Toutefois, sa transmissibilité par infection, de l'individu malade à l'individu sain, ferait supposer que son miasme, d'essence paludéenne, fondu dans les émanations du malade infectant, s'éloigne du caractère inhérent au miasme paludéen ordinaire ou cosmopolite, lequel est intransmissible, à moins d'expliquer l'intransmissibilité chez ce dernier par l'insuffisance habituelle de sa condensation, question que nous avons abordée dans notre thèse doctorale et que nous ne pouvons pas ici débattre. Il n'importe ; c'est le miasme paludéen de qualité spéciale qui enfante le choléra, possède exclusivement la faculté génératrice et, selon les conditions de sa force créatrice, fait naître la maladie à l'état sporadique ou à celui de petite épidémie, en dehors même de toute agglomération, dans les pays où le choléra est endémique ; et voilà pourquoi le quinquina est plus particulièrement approprié au traitement que réclame cette pyrexie typhique. Il l'emporte sur le quinine par la complexité de sa composition chimique où se rencontrent les principes auxquels il doit le bénéfice de son action locale sur le gros intestin, le tannin, par exemple ; et si nous donnons la préférence au quinquina jaune sur les autres écorces du Pérou, c'est à cause de sa plus grande richesse en quinine.

La symptomatologie du choléra, dont nous n'avons pas à faire l'histoire, témoigne, à son tour, en faveur du médicament de notre choix. Etant admise, et elle est patente, l'analogie des symptômes par lesquels se caractérisent principalement la fièvre paludéenne dans sa grave manifestation de forme algide et surtout, algide cholérique d'une part, et de l'autre le choléra; dans celui-ci, comme dans celle-là, il y a une première période de frissons, de froid, de refoulement et de concentration du sang vers les viscères digestifs, et notamment, constamment, la rate. On le constate à la percussion et à la palpation. C'est là que le sang se porte en masse et se répand ensuite par regorgement dans les intestins et le foie.

Chose remarquable, cette concentration s'effectue toutes les fois qu'un violent ébranlement a été infligé à la machine animale, quelle qu'en soit la cause, comme si la vitalité n'existait plus, dès lors, qu'au sein de la vie végétative, laquelle survivant, du reste, à la vie de relation, s'éteint la dernière, et dont l'importance fondamentale se révèle déjà chez l'embryon, par la précocité d'apparition et de fonctionnement de ses principaux organes que représente l'appareil digestif. C'est donc vers ce grand centre de la vie de nutrition que, sous l'envahissement de la sidération cholérique, le sang se réfugie comme dans son foyer central d'élaboration. De là résulte l'exsanguinité, en proportion correspondante, des régions cutanée, musculaire et autres, et la raison d'être de l'algidité avec tout son cortège phénoménal.

La phénoménisation algide est si bien régie par l'exsanguinité consécutive à la migration du sang, qu'elle revêt une physionomie un peu différente, selon que le retrait du liquide sanguin, dans telle région donnée, se borne à sa minime expression que, par néologisme, nous appellerons hypoémie ou hyposanguinité, et selon, au contraire, qu'il s'élève à sa plus haute signification que nous nommerons anémie régionnaire ou exsanguinité accomplie. Un exemple suffira à notre démonstration. Nous le tirerons de la voix du cholérique, laquelle, au minimum, est sépulcrale et faible et, au maximum, éteinte, réduite à un souffle. Cela dénote un changement corrélatif dans les conditions matérielles de vibration de l'instrument vocal, provenant de l'exsanguinité laryngo-pulmonaire. Ce qui est vrai pour la voix, l'est également pour les autres symptômes d'algidité : crampes, hoquet, pouls, etc., etc., que nous ne pouvons passer en revue.

Mais le sang ne peut faire le vide quelque part sans faire, de toute nécessité, le trop-plein quelque autre part, et cette fluxion anormale engendre une phénoménisation qui lui est propre. Nous l'avons indiquée ; si la turgescence de la rate est moins sensible dans le choléra que dans la fièvre pernicieuse algide non cholérique, cela tient, vraisemblablement, à la diminution que subit dans sa masse le sang dépouillé de son sérum, à mesure que celui-ci s'échappe des vaisseaux par les intestins, entraînant avec lui les substances qui y sont dissoutes. C'est aussi la raison pour laquelle, dans la fièvre algide cholérique, la tuméfaction de la rate est moins accusée que dans la forme seulement algide, mais elle y est toujours supérieure à celle qu'on observe dans la fièvre non pernicieuse et non invétérée.

Si l'engorgement de la rate ne se retrouve pas toujours à l'autopsie des cholériques, ce n'est pas-là une preuve de sa non-existence sur le vivant, d'autant qu'elle a pu se dissiper pour fournir à la réplétion passive des veines, lors de l'avènement de la cyanose, en vertu de la structure élastique de l'organe. Quoi qu'il en soit, le quinquina est souverain contre la fièvre paludéenne; il doit l'être, au même titre, contre le choléra, puisqu'il agit dans les deux affections de la même manière, en dehors même de toute considération d'origine. Celle-ci ne se révèle-t-elle pas, d'ailleurs, d'une façon manifeste quant à l'élément typhique, par la fréquence de la complication typhoïque, et quant à l'élément paludéen, par la succession fréquente des accès de fièvre intermittente dans le typhus d'Asie aussi bien que dans la fièvre jaune ?

J'en conclus que l'étiologie, la symptomatologie et la thérapeutique du choléra sont en parfaite concordance.

La souveraineté du quinquina contre le typhus d'Asie prouve qu'il n'opère point comme antipériodique, et pas davantage comme antidote des miasmes paludéens, mais il agit toujours, et partout, comme tonique-névrosthénique, car il est tout aussi efficace contre le choléra nostras, ou gastro-entérorrhée, lequel n'a rien de miasmatique dans sa génération, est, par conséquent, intransmissible, cosmopolite et toujours sporadique. Ce triple attribut, le différencie, à tout jamais, du vrai choléra ; et si le quinquina débarrasse des miasmes les organismes qui en sont infectés, c'est par la réaction éliminatrice qu'il suscite et tient sous sa dépendance.

S'il paraît agir comme antipériodique dans la fièvre intermittente ou la fièvre rémittente, par exemple, c'est parce qu'en rehaussant les forces vitales le quinquina active le travail d'élimination du miasme absorbé, quel qu'il soit, empêche ce miasme de s'accumuler au sein de l'économie, au-delà du degré de tolérance que chaque idiosyncrasie comporte, dans le rapport qui s'établit entre la force de nocivité de tel ou tel agent perturbateur avec la force de résistance vitale de tel ou tel organisme ; rapport qui varie, conséquemment, avec chacun des deux facteurs.

Cette perturbation, née de l'intolérance, se traduit suivant sa nature : ici, par un accès de fièvre intermittente simple ; là, par un accès de fièvre rémittente ; ailleurs, par une attaque de fièvre algide, de fièvre jaune, etc., pour aboutir partout à l'expulsion de la cause perturbatrice. Avec le secours du quinquina, l'économie peut effectuer cette expulsion sans trouble, sans accès, sans fièvre, avant toute accumulation préjudiciable, être garantie contre le retour de celle-ci, et même en être préservée. Le quinquina aura alors agi comme prophylactique et devra être recommandé, en ce sens, lors d'une épidémie imminente ou déclarée de choléra, et prescrit sous forme de vin médicamenteux (elle est alors la meilleure) et par ingestion gastrique ; tandis que dans la maladie en cours d'évolution il faut en venir, d'urgence, à l'emploi exclusif des lavements, et dès l'apparition des symptômes prodromiques, en cas d'invasion non brusque chez le sujet atteint.

Nous avons dit, plus haut, que le trouble économique porté jusqu'à l'intolérance d'où naît la pyrexie, résultait du rapport qui s'établissait entre la force d'agression morbide du miasme et celle de la résistance vitale de l'économie. Si cette proposition est vraie, les idiosyncrasies les plus débiles, les moins résistantes, doivent être plus aisément et plus sérieusement atteintes par la maladie. C'est, en effet, ce que l'observation clinique nous a constamment fait voir en Cochinchine et en France. Dans la première de ces contrées, les indigènes, dont la constitution a été la plus appauvrie par une mauvaise hygiène, en sont principalement victimes. Ce sont, pareillement, les européens dont la débilitation provient, soit d'un séjour prolongé, soit des excès commis, ou enfin d'une constitution originairement asthénique, qui y sont le plus accessibles. Ces mêmes conditions défavorables excercent leur pouvoir sur l'accessibilité à la maladie, quand elle sévit hors de son berceau d'origine, et l'observation en a été faite avant nous.

Cette variabilité d'aptitude morbide étant admise, si nous représentons, hypothétiquement, par le chiffre 1, la force d'agression morbifique, et par le chiffre 10, la force de résistance vitale, il est bien évident qu'en de telles proportions l'élimination des miasmes s'effectuera sans bruit, sans pyrexie. Mais si la force agressive monte au chiffre 2, ou 3, ou 4, la résistance idiosyncrasique restant au même point, l'expulsion des miasmes, quoiqu'encore facile, sera moins silencieuse ; elle le sera d'autant moins que l'agression s'élèvera en puissance, en intensité, et si celle-ci s'est agrandie au point de secouer fortement l'économie animale, l'expulsion ne pourra se faire qu'à la suite d'une véritable lutte engagée entre les deux puissances antagonistes et très ostensiblement caractérisée.

Par contre, supposons la puissance sidérante fixée au chiffre 1. Si la faculté de résistance hypothétiquement représentée par 10, décroît et s'abaisse au chiffre 9, ou 8, ou 7, les conséquences pathologiques seront les mêmes que dans l'exemple précédent ; c'est de la dernière évidence.

Or, il est des causes occasionnelles qui, directement ou indirectement, augmentent la force d'agression ou qui diminuent la force de résistance. Le dessèchement des marais, l'agglomération fortuite, agissent dans le sens de celle-là ; une forte émotion morale, un refroidissement subit, une alimentation indigeste, agissent dans le sens de celle-ci ; il peut même arriver que des causes agissant, les unes d'une façon, les autres d'une autre façon, se rencontrent et se réunissent pour déterminer l'explosion de la pyrexie typhique.

Eh bien, en Cochinchine, au commencement de la saison sèche et relativement froide, succédant à la saison des pluies qui avaient inondé les marais, ceux-ci se dessèchent imparfaitement et fournissent à une vaste élaboration de miasmes paludéens ; d'où accroissement de la force numérique du principe générateur de la fièvre marématique et du choléra. C'est aussi à cette époque de l'année que souffle un vent froid, piquant, il crispe et resserre les pores de la peau, entrave et rapetisse le fonctionnement de cet organe si actif et, par cela même, si essentiellement éliminateur dans les pays chauds ; d'où obstacle apporté à l'expulsion du miasme infectant, par suite, accumulation de ce dernier et accroissement de sa force exprimée en chiffre ; comme cela a lieu quand la peau est malpropre, encrassée. Il n'est donc pas étonnant que ce soit l'époque favorite du développement du choléra en Cochinchine, et nous venons de voir pourquoi il frappe de préférence les constitutions débiles ou débilitées.

Quant, par défaut de concours des causes occasionnelles ou autrement, l'intoxication miasmatique n'a pas assez d'intensité pour faire surgir une crise éliminatrice, c'est-à-dire la pyrexie, elle n'en trouble pas moins la nutrition dans la profondeur de ses racines. Elle la vicie, à la longue, si le miasme n'est pas de bonne heure rejeté, et la constitution s'altère, se dégrade, perd de sa force de résistance, tend vers l'anémie ; elle acquiert ainsi plus d'aptitude à contracter l'affection pyrétique. Le quinquina apparaît alors comme le plus puissant préservatif, et son indication est parfaitement motivée. Mais, à bien plus forte raison, faut-il le mettre en scène avec le laudanum de Sydenham, en cas de pyrexie déclarée, car les considérations étiologiques auxquelles nous venons de nous livrer, nous ont appris que la seule médication rationnelle était celle ayant pour objet de susciter, d'accroître la force de résistance et la faculté d'élimination qui en découle dans l'organisme infecté.

Après avoir démontré la légitimité du choix de nos remèdes, nous avons maintenant à signaler leur mode de préparation et les doses auxquelles nous les utilisons.

Parlons d'abord du quinquina.

Pour un homme, douze grammes ; pour une femme, dix grammes d'écorce concassée du Pérou qu'on fait bouillir, durant une heure, dans un litre et demi d'eau, donnent mille grammes environ de décoction de quinquina. Ils servent à composer quatre lavements contenant chacun deux cent cinquante grammes de liquide. On procède de la sorte afin d'avoir, d'avance, préparées, les quatre injections rectales que les circonstances peuvent contraindre de faire passer, successivement, en moins d'une heure. On évite, par là, une perte de temps regrettable. On pressera le feu de manière à avoir, le plus tôt possible, l'ébullition. Si elle avait été trop vive et avait amené une réduction trop forte du liquide mis à bouillir, on y remédierait facilement par une légère addition d'eau afin d'obtenir les mille grammes voulus d'eau de quinquina.

Si l'on était pressé par les évènements, ce qui n'est que trop fréquent, on ne serait pas tenu d'attendre une heure l'ébullition du liquide. Dans maintes circonstances d'une suprême gravité, nous n'avons pas hésité à faire retirer du feu, momentanément, la décoction de quinquina, trois quarts d'heure après que l'écorce avait été ajoutée à l'eau mise à bouillir, et quand, par hasard, celle-ci était déjà en ébullition au moment de l'addition de l'écorce, nous avons plus d'une fois retiré, au bout d'une demi-heure, de l'ensemble du liquide, la quantité de décoction voulue pour l'administration d'un premier lavement.

On ne gagnerait rien à vouloir aller plus vite et on pourrait compromettre la réussite de l'opération, en ne saisissant pas, par trop de précipitation, le moment propice et en se servant d'une décoction insuffisamment préparée, peu riche en quinine et en cinchonine, et par conséquent moins active. (Tout le monde sait que sa richesse en alcaloïdes croît avec la durée de l'ébullition, toutes choses égales, d'ailleurs ; qu'elle a, étant chaude, une action plus énergique que lorsqu'elle est froide, etc.) Il faut, sinon la décanter, du moins la filtrer au passe-purée, ou passe-bouillon, ustensiles de ménage qu'on trouve toujours à sa portée, et repousser la filtration à travers un linge. Ces détails d'exécution peuvent paraître minutieux ; ils ont leur importance en thérapeutique où rien ne doit être négligé.

On veillera à ce que les lavements soient donnés à peine tièdes ; froids ou chauds, ils exciteraient les contractions de l'intestin, celui-ci les expulserait, et ce serait à recommencer avec grand préjudice. Agir sûrement et rapidement est de la dernière rigueur.

Aux 250 grammes de décoction de quinquina on mêle une cuillerée d'amidon qu'on délaie convenablement, et on y ajoute, au moment de s'en servir, une dose de laudanum laquelle, s'il s'agit d'un premier lavement, est de douze gouttes pour un homme ; de dix gouttes pour une femme ; la dose d'un second lavement est abaissée à dix ou à huit gouttes, selon le sexe ; et celle d'un troisième descendue à huit ou à six gouttes. On retranche de cette supputation les lavements non gardés cinq minutes. On les considère comme non avenus et l'on réitère à l'égard du lavement subséquent la dose de laudanum que comportait le lavement annulé.

Si, par exemple, une première injection est regardée comme nulle, la seconde prenant tout à fait sa place devra contenir, non point dix ou huit gouttes, mais bien douze ou dix gouttes de laudanum, et ainsi de suite.

La dose dans les lavements ultérieurs doit être calculée de façon qu'elle n'excède pas la somme totale de quarante ou cinquante gouttes de laudanum pour le premier jour. Il est bien entendu qu'on ne compte pas dans ce total les doses des lavements annulés. Le nombre des injections effectives étant de dix à douze pour le premier nyctémère, la quantité de laudanum que contiendra la quatrième injection rectale sera, conséquemment, de quatre gouttes et elle ne sera plus que de deux gouttes pour chacune des injections subséquentes à partir de la cinquième, chez l'homme comme chez la femme.

La dose d'écorce de quinquina employée en décoction est, pour chaque injection, uniformément fixée à trois grammes ou à deux grammes cinquante centigrammes selon le sexe. Cela donne une somme totale de 30 à 36 grammes chez l'homme, de 25 à 30 grammes chez la femme pour le premier jour de traitement. Le nombre des injections rectales faites pendant le second jour étant de huit, la somme totale de quinquina sera en conséquence de 24 grammes ou de 20 grammes selon le sexe.

La quantité de laudanum que renferment les injections faites pendant le second jour est subordonnée au nombre de ces dernières. Mais elle doit être répartie de manière à ne pas dépasser, dans sa totalité, trente ou quarante gouttes selon le sexe ou le cas.

Il y a lieu de supprimer l'usage du laudanum lorsque la constipation est survenue. Il n'y aurait alors aucune utilité et il y aurait beaucoup de danger à le prolonger inconsidérément ; il amènerait par narcotisation une forte congestion sanguine vers la tête et aiderait ainsi au développement de la stupeur typhoïque : (elle est toujours à appréhender). Il va donc, sans dire, qu'on le discontinuerait même à dater du second jour si la fougue du mouvement réactionnaire faisait craindre l'imminence d'une hypérémie encéphalique ou autre, celle des poumons, par exemple. On n'aurait pas en telle occurence à se préoccuper de la diarrhée, parce que la réaction, quand elle est très vive, entraîne d'elle-même la suppression des selles, puisque c'est là son effet ordinaire, pour peu qu'elle se montre avec vigueur ; et en serait-il autrement, dans le quinquina et l'amidon, privés du concours du laudanum, on se créerait une ressource suffisante pour parvenir à cette suppression. Mais il faut y regarder à deux fois avant de se priver de ce précieux concours, pendant la seconde journée de traitement, dans les cas graves, les seuls, du reste, que nous ayons en vue.

Généralement les selles changent de nature dans le courant du second jour et deviennent de plus en plus rares. Elles ne cessent de se montrer que lors du troisième ou du quatrième jour. Mais avec notre méthode curative, ces changements heureux s'opèrent beaucoup plus vite puisque les lavements arrivent à être indéfiniment gardés dès le premier jour, à moins qu'une négligence ou qu'une imprudence ait été commises dans les soins à donner au malade.

Lors donc qu'après quarante huit heures de traitement la constipation ne s'est pas encore produite et qu'il n'y a pas menace de congestion sanguine nulle part, on peut, après mûr examen, faire encore usage de laudanum, mais à doses ne s'élevant pas au-dessus de dix-huit ou de vingt gouttes par jour et pendant cette troisième journée seulement, passé laquelle le laudanum doit être tout à fait abandonné ; il a accompli son œuvre salutaire.

Une constipation existant depuis plusieurs jours n'autoriserait en aucun cas à suspendre l'emploi des lavements, ni même à le restreindre avant la fin du septenaire. Attendu que ces moyens curatifs sont aussi bien dirigés contre la psorenterie que contre la diarrhée d'une part et de l'autre, et surtout, nous insistons là-dessus, ils ont pour mission de soutenir les forces éliminatrices de l'organisme et lui permettre de se débarrasser de l'infection miasmatique qui le sidérait, au moyen d'abondantes sueurs, de la perspiration pulmonaire et du retour marqué des urines. Ils exercent donc en plusieurs sens leur efficacité et forment la base de notre traitement. Mais ils ne le constituent pas d'une façon tellement exclusive qu'ils ne puissent laisser une place secondaire à d'autres agents dont les attributions, bien qu'accessoires, ne sont pas à dédaigner, et pour lesquelles nous profitons des voies cutanée et bucco-pylorique.

Citons en premier lieu le calorique appliqué sur la peau dans l'intention de rappeler et d'entretenir la chaleur à la périphérie du corps. Cette application est principalement utile quand la réaction, à peine à ses débuts, est encore vacillante et lutte avec effort contre l'algidité. Par conséquent, on couvre bien, mais sans excès, le malade et, sous les couvertures de lit ajoutées, on dispose six cruchons en grès pleins d'eau bouillante de cette façon-ci : deux aux pieds, deux vers le haut des cuisses, deux le long du tronc et des bras, afin de répandre la chaleur sur toute la surface du corps. Le malade doit avoir aussi la tête couverte, dans la même intention. On renouvelle les cruchons d'eau chaude dès que leur température a sensiblement baissé, et, à moins que trop de réaction fébrile ne le contr'indique, on les maintient à ce chiffre pendant quarante-huit heures. On les descend ensuite au nombre de quatre par le retranchement des deux du milieu, et finalement on les réduit à deux qu'on relègue aux pieds, à mesure que la réaction s'affranchit de toute défaillance et s'affermit de plus en plus. On les supprime entièrement vers le sixième ou le septième jour.

Le calorique répandu à la surface tégumentaire seconde, quelque peu, l'action dynamique des injections rectales ; mais on aurait tort de beaucoup créditer l'assistance qu'il leur prête. Il vaut mieux cependant emprunter ce calorique aux cruchons d'eau bouillante, qu'essayer de le faire surgir des frictions, lesquelles, pratiquées vainement sur une peau inerte, exposent à découvrir le malade, ce qui augmenterait son refroidissement au lieu de l'amoindrir.

Nous mettons aussi à contribution la voie cutanée pour arrêter des vomissements opiniâtres que les moyens curatifs, agissant par d'autres voies, n'ont fait que modérer et ralentir. Dans des cas exceptionnels, nous appliquons à l'épigastre un cataplasme de farine de graine de lin, fortement sinapisé, et l'y laissons appliqué pendant deux heures. Nous le retirons ensuite, sauf à en remettre un à côté si les vomissements persistent, ou s'ils montrent, dans des nausées fréquentes, un retour imminent. Nous en délivrons ainsi le malade ; tout en nous souvenant que le cataplasme sinapisé n'a qu'une valeur très secondaire et ne peut être qu'un auxiliaire des lavements, au même titre que la glace dont nous parlerons plus loin. Sinapisme et glace sont des moyens de renfort tenus en réserve.

Bien qu'elles opèrent indirectement, les injections anales n'en sont pas moins les agents principaux de cette particularité de la médication. Pour comprendre comment elles interviennent en s'emparant du rôle capital, il est bon de ne pas perdre de vue que les vomissements se lient à l'afflux de sang que la sidération initiale refoule de la périphérie vers les organes de la digestion : estomac, intestins grêle et court, foie et rate, et d'où naît l'algidité cholérique, comme nous l'avons démontré. Et voilà, pour le dire en passant, l'explication de la chaleur très vive dont souffre le patient à la région sus-ombilicale, chaleur que l'on perçoit d'ailleurs, profondément, derrière les couches musculaires rétractées de la région, et qui contraste avec le froid réel et perceptible de tout le reste du corps, et il est non moins facile de s'expliquer pourquoi les cadavres des cholériques conservent plus longtemps leur chaleur centrale, se refroidissent moins vite.

Or, les injections rectales excitent le mouvement de réaction qui ramène le sang à la périphérie et partout où besoin est ; elles doivent, par cela même, contribuer beaucoup à faire disparaître avec leur cause les vomissements. Voilà pourquoi ces derniers cessent presqu'en même temps que les selles, à moins que, par une ingestion imprudente d'un liquide quelconque, on ne réveille les contractions spasmodiques de l'estomac dont l'irritabilité n'a pu être encore apaisée, ni les douleurs calmées.

Ces spasmes du viscère gastrique sont d'un ordre opposé à ceux des muscles de l'appareil locomoteur. Ceux-ci dépendent de l'exsanguinité, *sanguis moderator nervorum*, disait déjà, dans un aphorisme judicieux, l'Hippocrate anglais Sydenham, tandis que les contractions musculaires de l'estomac se rattachent à l'hypersanguinité ou hypérémie, à l'afflux du sang, en un mot, dont témoigne la surexhalation stomacale.

L'excitabilité de cet organe le condamne au repos ; de là cet autre principe de notre méthode d'interdire d'une manière absolue toute ingestion de boissons, et de bannir de la pratique médicale l'administration de remèdes par la bouche, durant l'algidité, et jusqu'à ce que, pendant la période suivante, la réaction se soit nettement établie et solidement fixée.

De là, enfin, l'obligation que nous nous sommes imposée de recourir, accessoirement, à l'emploi de la glace. Elle procure plusieurs avantages : 1° De calmer la soif, sans courir le risque de faire vomir, chose importante. Cette soif grandit avec les superpurgations se succédant l'une à l'autre, peut devenir inextinguible à la suite des grandes déperditions de liquide se faisant par l'estomac et les intestins. Elle se traduit par une extrême sécheresse des voies digestives supérieures ; elle tourmente beaucoup le malade. Aussi la glace est toujours avidement reçue par lui et plus avidement encore sollicitée. L'on doit même déployer une fermeté très grande pour résister à ses demandes incessantes dont la satisfaction outrée lui serait nuisible.

2° L'avantage sans contredit le meilleur que nous retirons de l'usage de la glace est de nous opposer aux vomissements et de nous en rendre maître. Ce corps réfrigérant produit, par contact direct sur l'estomac, l'effet que les lavements exercent d'une façon indirecte, il est vrai, mais bien plus puissante, sur cet organe hypérémié, fluxionné.

3° Un autre avantage du même ordre que le précédent, est d'atténuer, au moyen de la glace ingérée dans l'estomac, la chaleur épigastrique morbidement accrue, parallèlement à l'afflux du sang vers ce viscère.

L'on permet donc au malade de mettre dans sa bouche, de cinq en cinq minutes, un fragment très menu de glace devant y fondre peu à peu. L'eau glacée qui en provient successivement est de la sorte avalée en trop petite quantité à la fois pour que, descendue dans l'estomac, elle y provoque des efforts de vomissement ; ils ne se concilieraient guère avec sa basse température, ni avec la perte quantitative qu'elle a dû subir dans son trajet, avant et pendant qu'elle est déglutie. La glace fondante humecte la muqueuse de l'appareil sus-diaphragmatique, vient soustraire du calorique au viscère stomacal et y exerce, de cette manière, les actions astrictives et sédatives qu'on demande au froid. Mais il convient de ne jamais se hâter et d'attendre toujours que la soif devenue intolérable, ou que les vomissements n'ayant point cédé tout à fait aux autres moyens, forcent de recourir, accessoirement, à la glace employée avec discernement et mesure.

Ce n'est pas qu'elle ajoute beaucoup à la réfrigération de la portion sus-diaphragmatique du tube digestif, attestée par la froideur et la paleur de la langue. C'est que la soif et les vomissements survivent quelque temps à la sidération, puisqu'ils dépendent : la soif, de la déperdition du sérum sanguin, les vomissements, de l'irritabilité de l'estomac, encore persistante. C'est donc en ce moment, et dans ces conditions, que l'adjonction de la glace trouve son opportunité.

Quand les vomissements ont disparu sans perspective de retour, et cela arrive en général du deuxième au troisième jour, on substitue à la glace l'infusion froide de café noir, additionné de douze ou quinze gouttes de suc de citron par tasse. On a soin de ne pas l'édulcorer parce que l'estomac la tolère mieux que si on l'additionnait de sucre.

On fait prendre cette infusion, d'abord, à la dose d'une cuillerée à bouche pas tout à fait pleine et représentant, à peu près un centième de litre, de cinq en cinq minutes, afin de ménager la susceptibilité de l'organe digestif, puis au bout d'un certain nombre d'heures, qui conduisent vers la fin du troisième jour, on élève la dose et l'on donne, à la fois, trois cuillerées d'infusion froide de café noir citré, qu'on alterne, de dix en dix minutes, avec pareille quantité de bouillon gras froid, dégraissé. Le bouillon de viande, quand il est privé des matières grasses et qu'il est rendu sensiblement sapide par l'adjonction d'un peu de sel marin, est d'une digestion plus facile et plus sûre.

Au quatrième jour, lorsque l'amélioration se soutient, on donne, de quart d'heure en quart d'heure, alternativement, trois cuillerées de bouillon froid, dégraissé, deux cuillerées de café noir au citron, également froid. Dans le cas contraire, on a devant soi la complication typhoïque dont nous décrirons plus bas le traitement.

Au cinquième jour, et le mieux continuant, on prescrit tour à tour, d'heure en heure, tantôt huit ou dix cuillerées de bouillon tiède avec une cuillerée de bon vin, tantôt trois ou quatre cuillerées d'eau de Seltz, pendant l'état de veille.

Au sixième jour, l'amélioration suivant sa marche ascendante, le malade, qu'il faut envisager comme ayant été fort gravement atteint de choléra, le malade, disons-nous, doit être regardé comme convalescent. Le régime diététique devient, conséquemment, moins sévère. L'alimentation est, alors, celle-ci : trois bols de bouillon tiède, pris à intervalle convenable l'un de l'autre, trois demi-verres de vin vieux, pris aussi, un à un, conjointement avec les bols de bouillon, et de l'eau de Seltz pour tisane.

Au septième jour, on fait prendre au convalescent deux soupes légères, un verre de vin à chacun des deux repas et de l'eau de Seltz dans l'intervalle, mais en petite quantité. Dès ce moment, la guérison est certaine, pourvu que dans les quelques jours qui suivent, tout en devenant de plus en plus réparateur, le régime alimentaire ne s'écarte pas des règles de l'hygiène.

Dans la très grande majorité des cas, on supprime le café noir citré, froid et non édulcoré, à partir du cinquième jour de traitement. Nous l'avions jusque là donné comme substance offrant l'avantage d'être, à la fois, alibile et médicamenteuse au point de se montrer tonique, stomachique, stimulante et diurétique, quant au café ; digestive et diurétique seulement quant au suc de citron. Or, il y a toujours de l'anurie dans le choléra, pendant l'algidité. Comment en serait-il autrement, puisque le sang, accumulé ailleurs, aborde d'autant moins les reins ! De là la parfaite indication du café noir citré comme puissant diurétique et à laquelle il faut déférer, dès le moment opportun. Son utilité ressort de l'importance de la fonction que les organes néphrétiques accomplissent dans l'économie, en tout état. De plus, dans ce cas particulier, rappeler et augmenter la diurèse, c'est pousser à l'élimination dépurative, c'est aussi affaiblir la propension que pourrait avoir le flux réactionnaire à se porter, outre mesure, sur d'autres organes où il nuirait.

Assurément, l'emploi du café noir citré et froid, soit comme tonique digestif, soit comme diurétique, n'est pas un complément indispensable de la médication que nous avons instituée contre le choléra. Les lavements au quinquina et laudanum suffisent amplement pour amener la cessation de l'anorexie et de l'anurie et, plus particulièrement de cette dernière, au moyen de la fièvre de réaction éliminatrice. Ce sont les injections rectales qui guérissent les cholériques. Néanmoins, le café noir citré et froid est un adjudant très utile en présence d'un symptôme tel que la suppression des urines, laquelle offre toujours un caractère d'extrême gravité, comme dans la fièvre jaune et partout où elle se montre.

Lorsque, par exception, le malade conserve de l'anorexie au-delà du troisième jour, qu'elle soit ou ne soit pas l'indice précurseur d'un état typhoïque venant compliquer le choléra à sa dernière période, on prolonge, en pareil cas, l'usage du café noir citré et froid, jusqu'au cinquième jour inclusivement, et on le fait prendre, matin et soir, à la dose d'une tasse, une heure avant le repas, pendant un jour ou deux. Administré sous cette forme plus massive, pendant quarante-huit heures au plus, le café suffit pour dissiper l'inappétence due à la simple atonie de l'estomac fatigué.

C'est à cause du trouble profond apporté au fonctionnement des organes digestifs, entr'autres par l'atteinte cholérique, qu'il est très nécessaire de procéder, comme nous l'avons fait, avec beaucoup d'attention et de prudence dans l'alimentation progressive du malade, afin d'éviter les rechûtes, ainsi que l'embarras gastro-intestinal qui accompagne assez fréquemment la convalescence. Quoique ces accidents soient beaucoup plus rares avec notre méthode curative essentiellement fondée sur l'emploi des lavements, aussi n'ont-ils pu se produire chez quelques-uns de nos malades qu'à la suite d'écarts de régime.

Dans notre méthode de traitement, nous nous attachons aussi à faire aérer, le plus amplement possible, la chambre du cholérique, dans l'intérêt de ce dernier, comme dans celui de l'assistance. L'air qu'il exhale de ses poumons, soit durant l'algidité, où l'haleine est froide, soit durant la réaction, où elle s'attiédit, est fade, nauséabond, tout imprégné de vapeurs miasmatiques chargées de ferments corpusculaires que, sur les traces de M. Pasteur, la science, tôt ou tard, mettra en pleine lumière.

Ces exhalaisons sont délétères, contagieuses ; elles sont peut-être aussi infectantes que les odeurs de même nature dégagées des déjections, et que celles émanées des sueurs du cholérique, quand celles-ci commencent à se produire sous l'influence de la réaction éliminatrice. La contagiosité de toutes ces émanations a été contestée, mais l'exemple que nous allons citer la rendra patente.

En Cochinchine, nos salles de malades, représentées par de grandes cases annamites, étaient circulaires, avec une toiture en forme de tente soutenue par un grand poteau central, à la façon d'un cirque. A l'entour de ce poteau, dans la partie la plus concentrique de la salle, par conséquent, étaient, dans l'une d'elles, installés quatre lits occupés par des cholériques. Ceux-ci succombèrent tous les quatre en quelques heures. Leurs lits furent enlevés et remplacés au bout de vingt-quatre heures, au même endroit, par d'autres lits n'ayant pas encore servi ; ils furent occupés de nouveau par des malades entrant à l'ambulance pour toute autre affection que le choléra. Ces malades devinrent tous cholériques et succombèrent. Nous fîmes retirer une seconde fois les lits et prîmes le parti de laisser cet espace vide. Bientôt après, la prise de possession de nouvelles cases annamites nous permit de désencombrer nos salles et de faire disparaître, comme par enchantement, le choléra.

Le cholérique constitue donc un foyer d'infection. Nous avons vu, plus d'une fois, la maladie transmise par un de ces malades isolé, à la personne qui l'entourait de soins assidus et immédiats. Se figure-t-on, maintenant, quel foyer doit former une agglomération de cholériques, et combien sont rationnels l'isolement et la dispersion de ces malades ? Il faut les isoler les uns des autres comme mesure prise dans leur propre intérêt pour l'atténuation du mal, et les séquestrer comme mesure générale de prophylaxie. Aussi l'avions-nous mentionnée dans un article publié sur le choléra, en Cochinchine, dans le journal l'*Union médicale*, le 11 Août 1863.

Même au cholérique isolé il importe qu'on le soustraie, par l'aération, à sa propre atmosphère, et qu'on ne le force pas de respirer, d'inhaler de nouveau dans ses poumons un air infect, alors surtout que dans sa faible faculté d'absorption pulmonaire de l'air qu'il aspire, révélée par la faiblesse de la respiration, il a un pressant besoin de beaucoup d'air pur pour oxigéner son sang, s'y présentant en quantité et qualité moindres. Il est donc très nécessaire d'aérer en ouvrant, à diverses reprises, une croisée, ou la tenant ouverte selon le degré de la température extérieure, et ne pas être retenu par la crainte puérile d'augmenter le refroidissement du malade lequel, par l'attitude de ses gestes, semble réclamer instinctivement de l'air à grands cris, comme s'il étouffait.

Remarquons toutefois que ce n'est pas le manque d'air aux poumons qui lui occasionne l'oppression, l'anxiété et l'étouffement dont il arrive à se plaindre, comme s'il s'asphyxiait; c'est le manque de sang rendu de plus en plus inapte à l'oxigénation par le dépouillement et la dégradation qu'il subit et d'où naît la cyanose; de même qu'on doit attribuer l'angoisse syncopale et les syncopes au manque de sang au cœur. Contre la vaine appréhension de refroidir le patient, n'a-t-on pas, d'ailleurs, la ressource de chauffer, au besoin, l'appartement où il se trouve ?

Afin de rendre l'aération efficace, pour peu que la chambre soit exiguë, basse de plafond, cube un faible volume d'air, il est même bon de ventiler en établissant, de temps à autre, pour quelques instants, un courant d'air frais afin de renouveler le milieu dans lequel le malade respire. Mais il faut avoir la précaution de bien le couvrir surtout quand on aère, et de veiller très attentivement à ce que les sueurs salutaires qu'amène la réaction ne soient ni arrêtées, ni entravées. Enfin, les personnes entourant et assistant le patient doivent être fort peu nombreuses, afin de ne pas contaminer l'air du produit de leur haleine.

Nous continuerons l'exposé de notre médication en faisant connaître le procédé pour combattre la complication typhoïque.

Cette grave complication est toujours annoncée par un état saburral de la langue, de l'anorexie, un ou deux vomissements très abondants de matière verte, bilieuse, épaisse, peu ou point d'urines, la mollesse du pouls, l'injection des conjonctives, la rougeur sombre des joues, l'inexpression du regard, un sommeil agité, une chaleur plus forte à la tête, etc. A cet ensemble de symptômes, il n'est pas possible de méconnaître les effets d'une réaction qui, au lieu de ramener uniformément le sang dans toutes les régions, pour rétablir l'équilibre normal, a déterminé une poussée congestive vers l'encéphale. Ce trop-plein dans la masse encéphalique fait perdre aux facultés cérébrales leur lucidité, jusque là intacte, et aboutit à la stupéfaction du cerveau, ce à quoi il faut s'opposer le plus vite possible.

Mais la stupeur par hypérémie doit être soigneusement distinguée des troubles légers, tels que : vertiges, éblouissements, bourdonnements, etc., qu'on observe parfois à la suite, sans doute, d'une hypoémie de cet organe concomitante de l'algidité, ou, si l'on aime mieux, comme effet de l'abord légèrement moindre du sang au cerveau.

Contre la stupéfaction liée, ainsi que nous venons de le voir, à l'hypérémie cérébrale, il convient d'appliquer aussitôt quelques sangsues derrière les oreilles, quatre ou cinq à la fois, pas davantage. On les pose sur une des deux apophyses mastoïdes. On laisse couler les piqûres pendant quatre, cinq ou six heures, suivant le cas. On applique ensuite deux ou trois autres sangsues à l'autre mastoïde et on laisse couler les piqûres pendant deux ou trois heures au plus ; on obtient ainsi un écoulement sanguin continu, peu abondant, sans doute, mais il suffit à dégorger l'encéphale, dissiper la stupeur, ou, tout au moins, l'atténuer et permet d'attendre au lendemain pour faire, s'il y a lieu, une nouvelle application semblable de sangsues successivement à l'une et l'autre mastoïdes.

Ce mode opératoire est préférable à celui qui consisterait à apposer un plus grand nombre de sangsues d'une fois, même avec la restriction compensatrice d'arrêter plus tôt le saignement par les piqûres. Car, si la quantité de sang retiré était la même dans les deux procédés, le résultat thérapeutique obtenu ne serait pas du tout semblable dans les deux cas. Dans le premier, on aurait dégorgé, en plus forte proportion, l'encéphale, pendant le temps très court de la succion pratiquée par les sangsues, mais, sous l'action fébrile persistante, le raptus sanguin se serait vite reformé. Cet inconvénient grave a beaucoup plus de chances d'être évité par notre procédé d'écoulement du sang, faible d'une part et continu de l'autre, c'est-à-dire ayant une action plus persistante et ne déterminant pas de grande spoliation ; elle serait incompatible avec l'adynamie du sujet.

En même temps, on passera sur le front et les tempes, à intervalles très rapprochés, un linge légèrement imbibé d'eau à peine tiède, pour procurer, par l'évaporation du liquide, un frais qui, en soutirant du calorique, aide à la déplétion des vaisseaux cérébraux.

Il conviendra en outre d'insister davantage sur l'emploi du café noir citré ; le prescrire par tasse, de quatre en quatre heures, en le faisant alterner avec pareille quantité de bouillon dégraissé, tiède et légèrement salé. Insister également sur les lavements au quinquina, non laudanisés, dont le nombre doit être maintenu à quatre par vingt-quatre heures, pendant plusieurs jours de suite. Afin de lutter avec avantage contre l'adynamie, et pour mieux atteindre notre but, nous avons soin d'augmenter la quantité de quinquina dont nous nous servons pour chaque lavement et de la porter de trois grammes à quatre grammes. Il faut promener des exutoires volants aux extrémités inférieures, comme dérivatifs, et, au besoin, en apposer un à la nuque, lequel se trouvant là, à proximité du siège de la congestion, procurera une dérivation supérieurement agissante ; continuer l'usage en boisson de l'eau de Seltz, enfin se montrer plus longtemps sévère sur le régime.

En employant ces moyens dès que leur intervention est jugée nécessaire, on arrive très souvent : soit à enrayer le développement des accidents typhoïques, soit à en triompher. On aura, d'ailleurs, très rarement occasion de voir ces accidents survenir, pour ne pas dire jamais, si l'on a fait une prompte et fidèle application de notre méthode. En effet, quand les forces réactionnaires, expression de la résistance vitale, sont de bonne heure et vigoureusement soutenues, elles ont moins de tendance à se livrer à des efforts désordonnés pour s'établir et, par conséquent, sont moins sujettes à commettre ces écarts, ces dérèglements qui se traduisent par une congestion viscérale quelconque avec un affaissement de ces forces, par surcroît de labeur, épuisement, et l'adynamie en perspective.

En confirmation de ce fait, nous alléguerons que,

lors de l'épidémie de choléra à Brest, en 1866, nous n'avons eu que deux malades ayant offert la complication typhoïque. Dans l'un de ces deux cas, auquel nous avons déjà fait allusion précédemment, la mort s'en est suivie et nous en donnerons plus loin l'explication ; il figure sous le n° 21 au tableau récapitulatif inséré plus bas. Dans l'autre cas, la guérison est survenue ; il porte le n° 25. Tandis qu'en Cochinchine, en 1861, quelques-uns des cholériques n'ayant pas succombé pendant la période initiale de la sidération algide, tombaient dans la complication typhoïque pendant la phase suivante de réaction, et ce contraste est tout en faveur de notre méthode curative.

Le mérite intrinsèque d'une médication s'estime d'après les résultats obtenus, et la valeur de ceux-ci se déduit du nombre élevé des cas de guérison, comparé au très petit nombre de ceux dont la terminaison n'a pas été heureuse ; à ce point de vue, le seul vrai, ma méthode curative est bonne. Elle n'a pas la prétention de guérir tous les cas, sans exception ; il en est qu'on peut appeler foudroyants devant lesquels la médecine reste impuissante.

Cette singularité n'est point l'apanage exclusif du choléra. Elle se retrouve dans toutes les affections typhiques, et même ailleurs. Mais ces cas exceptionnels sont heureusement fort rares ; ils ne peuvent entrer en ligne de compte. A l'impossible nul n'est tenu. Qui oserait, en bonne conscience, condamner une médication employée contre l'hémorrhagie cérébrale ou pulmonaire, par le fait seul qu'elle aurait échoué contre une apoplexie foudroyante de l'encéphale ou des poumons, par exemple ? Personne, assurément. Il est équitable d'étendre cette appréciation à notre méthode curative.

Encore serait-il bon de préciser ce qu'on doit comprendre sous le nom de choléra foudroyant. S'il est question des cas où le malade atteint est cadavérisé en quatre ou cinq heures, et nous n'en connaissons pas où la mort soit arrivée plus vite, nous dirons que nous n'en avons rencontré d'aussi rapidement mortels qu'en Cochinchine, et nous nous souvenons parfaitement que ces cas, réputés à bon droit foudroyants, ne se présentaient pas avec plus de gravité, dans la première heure de maladie, que bien d'autres que, plus tard en France, nous avons guéris à l'aide de notre méthode curative, d'où il nous est bien permis de faire nos réserves touchant l'incurabilité des cas foudroyants de choléra.

Aujourd'hui que nous nous savons puissamment armé contre eux, grâce à notre méthode de curation, nous n'oserions nous prononcer sur leur issue quand, par un heureux concours de circonstances, il nous serait possible d'intervenir tout à fait au début de l'évolution aussi rapidement désespérante de la maladie. Mais, lors même que dans les conditions d'intervention les plus favorables, notre traitement échouerait contre les cas foudroyants qui sont extrêmement rares, sa valeur curative n'en serait point diminuée, puisqu'il ne prétend pas guérir la totalité, mais seulement l'immense majorité des cas de choléra. C'est notre conviction.

Au surplus, comme la pyrexie typhique, en dehors de son pays d'origine (Asie intertropicale), ne se montre qu'à l'état d'épidémie et que cette forme lui inculque un degré de grande gravité, si nous avons pu, conséquemment, sur trente-deux cas de choléra épidémique traités par nous à Brest et dans ses environs, en guérir, avec notre méthode, vingt-huit, nous avons tout lieu de nous croire satisfait des résultats acquis, et de nous attendre à voir notre médication sortir avec avantage des épreuves auxquelles les évènements pourraient la soumettre à l'avenir, pourvu seulement qu'elle fût mise en pratique de bonne heure, avec exactitude et assiduité. Notre attente serait d'autant plus fondée que nous n'avons tenu compte dans notre recensement que des cas réellements graves.

Nous aurions voulu, pendant l'épidémie de 1866, avoir un plus grand nombre de cholériques graves à traiter pour pouvoir les recenser sur une plus vaste échelle ; elle aurait donné à notre méthode une consécration basée sur un chiffre plus fort. Mais notre clientèle, peu nombreuse à cette époque, marquant nos débuts dans la pratique civile, ne nous l'a pas permis.

Nous n'en avons pas un bien grand regret, attendu que le point de départ de notre méthode curative réside dans une idée juste, dont le plus ou le moins d'application ne change pas la valeur.

Tel qu'il est, ce recensement nous présentant sept cas de guérison contre un de léthalité, a son éloquence ; surtout si l'on veut bien remarquer que parmi les quatre cas de terminaison par la mort deux sont imputables au retard qu'on a mis à venir réclamer nos soins et les deux autres à des imprudences commises pendant le traitement. Il avait néanmoins conduit ces deux malades l'un au sixième, l'autre au septième jour de maladie, c'est-à-dire bien au-delà du terme habituel de la mortalité dans cette pyrexie typhique.

Nous avons publié, en 1868, une petite brochure où, ne nous proposant que d'être utile à notre prochain, nous nous contentions de donner un abrégé de notre mode de traitement pendant l'épidémie de choléra, à Brest et dans les environs, en 1866. En le livrant à la publicité, nous comptions aussi assurer nos droits à la découverte scientifique que nous venions de faire. Mû par un sentiment analogue, nous en faisons l'objet, aujourd'hui, d'une troisième édition, mais d'une édition cette fois-ci complète, heureux si nous pouvons de la sorte contribuer au soulagement de l'humanité. Ce sera notre plus belle récompense.

Dans notre brochure précitée, nous avions inséré le tableau récapitulatif des *trente-deux cas graves* traités par nous d'après notre méthode personnelle. Ce tableau, nous allons le reproduire tel quel ; nous en tirerons ensuite quelques enseignements.

C'est un état nominatif mentionnant le sexe, l'âge, le domicile, la date d'entrée en traitement qui est celle de l'invasion de la maladie, à quelques exceptions près, enfin le mode de terminaison pour chaque cas inscrit par rang de date de l'envahissement cholérique. Les noms y étaient indiqués par leurs seules initiales, cette mesure étant imposée par les convenances à l'époque toute d'actualité où notre brochure avait été publiée.

TABLEAU RÉCAPITULATIF

Nos	INITIALES.	AGE — Ans.	DOMICILE.	Date de la MALADIE	TERMINAISON
1	Mlle Mo.	19	Lanninon.	11 janv.	Guérison.
2	Mlle Bel.	40	Brest.	17 —	—
3	Mme ve Am. .	40	Lanninon.	18 —	—
4	Am.	3	Id.	21 —	—
5	Bou	3	Brest.	21 —	—
6	Mo.	11	Lanninon.	21 —	—
7	Mme Fal	48	Id.	23 —	—
8	M. Ve.	58	Brest.	26 —	—
9	Mlle Lis.	20	Lanninon.	26 —	—
10	Mme Fou. ...	34	Brest.	26 —	Mort.
11	Am.	5	Lanninon.	31 —	Guérison.
12	Mme Ev.	40	Brest.	2 fév.	—
13	Ler.	8	Grande-Rivière.	3 —	—
14	M. Ma	46	Lanninon.	4 —	—
15	Mme Ma.	41	Id.	4 —	—
16	Fils Ma	5	Id.	5 —	—
17	M. Ni	53	Grande-Rivière.	7 —	—
18	M. Ga.	15	Lanninon.	22 —	Mort.
19	Mme Kerg. ..	39	Quatre-Moulins.	28 —	Guérison.
20	Mme Lam ...	32	Id.	1er mars	—
21	Mme Pic	45	Id.	1 —	Mort.
22	Mme Ga	38	Lanninon.	2 —	Guérison.
23	Mme O.	69	Brest.	4 —	Mort.
24	Mme Ren	31	Quatre-Moulins.	4 —	Guérison.
25	Mlle Pic.	16	Id.	5 —	—
26	Fils Pic.	14	Id.	8 —	—
27	Mme Der. ...	32	Brest.	15 —	—
28	M. Qué.	30	Lanninon.	2 avril.	—
29	Mme Dr.	47	Brest.	23 mai.	—
30	M. Bon.	40	Lanninon.	23 juill.	—
31	M. Go.	23	Id.	27 —	—
32	M. Leg.	48	Recouvrance.	30 —	—

Nous avons dit, précédemment, que deux de nos cholériques ont succombé par la raison que nous avons été mandé trop tard à leur secours ; ils figurent dans le tableau récapitulatif sous les numéros 10 et 23. Une courte explication est ici nécessaire. Madame Vve Or..., que désigne le numéro 23, adonnée à la bonne chère et mangeant copieusement à ses repas, éprouvait très souvent des embarras gastro-intestinaux maintenant les organes où ils se prodiguaient dans un état d'irritation en quelque sorte permanente. Le 3 mars, à l'issue de son repas du soir, elle tomba malade, crut à une simple indigestion et différa jusqu'au lendemain, vers les trois heures du matin, de nous faire appeler ; il était trop tard. Le choléra, chez une personne si bien prédisposée, avait accéléré sa marche. Aucun lavement ne put être gardé et la malade mourut le jour même où nous avions été mandé près d'elle, à une heure du soir.

Quant à Madame Four..., inscrite dans le tableau sous le numéro 10, maladive, d'une constitution faible, anémique, épuisée, vouée à l'hectisie, elle ne crut à la gravité de son état et ne nous fit appeler que dans la soirée, alors que le choléra avait déjà fait, en cinq ou six heures et peut-être plus, des progrès alarmants chez une personne si fâcheusement prédisposée. Nous parvînmes néanmoins à faire naître une réaction manquant d'ampleur, toujours chancelante qui, à la suite d'une lutte péniblement soutenue pendant quatre jours contre l'algidité, finit par s'affaiblir, et sa chute entraîna, comme par épuisement, la mort de la malade, le 29 janvier, à 7 heures du soir.

Est-il juste, pourtant, de rendre la médication responsable de ces deux insuccès, quand on sait par expérience combien dans une simple diarrhée, ou dans une superpurgation, chaque selle qui s'ajoute aux précédentes, par suite du retard apporté à le secourir, jette le patient dans un état de prostration grandissante et finalement grave. Quelle ne sera donc pas la conséquence d'une intervention tardive de la médecine quand il s'agira du choléra ?

Le recours tardif est tellement une circonstance aggravante qu'on la retrouve dans le traitement de n'importe quelle maladie, même de celles réputées les plus guérissables, la pneumonie, par exemple, au point de les rendre mortelles, pour peu que de leur nature ces maladies puissent le devenir. Que sera-ce donc si, à ces conditions on ne peut plus défavorables, s'ajoutent celle de l'âge sénile dans laquelle se trouvait Madame Vve Or.., âgée de 69 ans, numéro 23 du tableau, et cette autre condition non moins fâcheuse d'un état de maladie préexistante : entérite chronique pour le numéro 23, hectisie pour le numéro 10 du tableau ? En tenant compte de toutes ces complications aggravantes, l'insuccès de notre méthode dans ces deux cas est très justifiable. Il faut même que notre mode de curation soit bien puissant pour avoir pu, malgré tout, conduire Madame Four... jusqu'au quatrième jour, avancé, du traitement.

Les mêmes réflexions s'appliquent aux numéros 18 et 21 du tableau où les injections rectales furent inconsidérément suspendues, sous les prétextes que nous avons rapportés plus haut, alors que ces malades nous faisaient espérer, à bon droit, leur guérison, et où, de plus, des écarts de régime furent commis à leur égard.

Nous n'avons point fait figurer dans le tableau et les avons laissés de côté, comme étrangers à la question, les deux cas suivants que fournirent, le 2 février, Madame Ler..., à Brest-Recouvrance, et le 10 février, Madame Vve Jac..., à la Grande-Rivière (localité située au-delà de Lanninon, à environ trois kilomètres de Brest), par la raison que ces personnes furent d'abord traitées par une méthode différente de la nôtre, et ne songèrent qu'en désespoir de cause à faire réclamer nos soins vers la fin de leur maladie devenue mortelle ; aucun lavement ne put être gardé ; il était trop tard.

Nous avons aussi élagué et les avons de même regardés comme étrangers à la question, les cas bénins, en assez petit nombre du reste, que nous avons qualifiés de choléra léger. Mais qui nous dit que ces cas bénins, apparus en même temps que les autres, ne se seraient pas convertis en cas graves, sans la prompte intervention de notre méthode curative ? Nous sommes d'autant plus fondé à le présumer, sinon pour tous, du moins pour ceux d'entre eux qui se montraient les moins bénins, que nous avons vu plusieurs de nos cas de choléra, lesquels s'annonçaient et débutaient gravement, acquérir bien vite une bénignité relative, sous l'influence de notre mode de curation de bonne heure employé, car c'est là le propre de notre médication, sa qualité essentielle d'en agir ainsi.

Depuis l'année 1866, nous avons eu, maintes fois, à traiter des cas de choléra sporadique et notre médication toujours s'est montrée efficace. Assurément, cette gastro-entérorrhée n'est pas, sous le rapport étiologique, de même nature que le vrai choléra ou choléra asiatique. Elle n'en est pas moins une affection grave, parfois mortelle, et cette issue fâcheuse nous n'avons jamais eu à la déplorer, grâce à notre médication. Elle nous a permis, au contraire, de triompher de la maladie avec beaucoup de facilité et très vite. La similitude si parfaite du choléra asiatique et du choléra européen explique la souveraineté du même traitement contre les deux affections.

Nous dirons, avant de finir, que s'il nous a paru convenable de présenter une théorie raisonnée de la pratique médicale que nous avons improvisée et décrite, afin de bien faire ressortir qu'elle n'a rien de commun avec les recettes banales de l'empirisme, nous ne faisons aucune difficulté de confesser que notre théorie, tout inattaquable qu'elle nous semble, peut, comme toutes les théories, lors même qu'elles sont le mieux conçues, être discutée. Mais on nous permettra d'ajouter : Quelle que soit l'opinion qu'on se forme de la valeur théorique de notre méthode curative, sa valeur pratique, effective, la seule mise en jugement, reste intacte, parce qu'elle s'appuie sur une idée vraie, indiscutable, dont la simplicité fait resplendir la clarté et qu'elle a en sa faveur, comme on devait s'y attendre, la sanction des faits cliniques ; elle satisfait, par conséquent, aux obligations voulues, et peut se passer de toute explication théorique, car ce qu'on exige d'une médication, c'est de guérir, et la nôtre guérit dans les limites du possible ; cela veut dire dans l'immense majorité des cas.

Nous aurions donc pu, à la rigueur, nous abstenir de rechercher comment elle guérit. Cela nous a contraint de faire des incursions dans le domaine étiologique du choléra, à la seule fin d'éclairer notre thérapeutique. Nous ne le regrettons nullement, parce qu'on dirige avec plus de confiance et d'habileté, à travers les difficultés semées sur sa route, vers son but, celui de guérir, une médication dont on se rend parfaitement compte.

Nous terminerons par les deux remarques suivantes ayant chacune leur utilité. La première est relative à l'âge des sujets traités. Dans la description que nous venons de faire de notre traitement, nous avons eu en vue les personnes sorties de l'enfance et n'étant pas arrivées à la vieillesse ; elles représentent les trois quarts de nos cholériques. Mais il est presque superflu de faire observer qu'aux extrêmes de la vie les doses auxquelles nos médicaments sont prescrits, doivent être abaissées, proportionnellement au degré de jeunesse de l'enfant et de sénilité du vieillard à qui on a affaire.

Il en est ici comme du traitement de n'importe quelle maladie, et nous n'avons pas à en donner l'explication. La règle à suivre et son commentaire sont formulés dans tous les traités de thérapeutique ; si donc nous nous y arrêtons un instant, c'est pour faire remarquer que dans le choléra, ainsi que dans toute maladie très hyposthénisante, comme lui réclamant en conséquence un traitement très hypersthénisant, nous avons dû modifier un peu la règle à l'égard de nos jeunes enfants, et ne pas descendre la dose tout à fait à la proportion indiquée, ailleurs, par l'âge du sujet. C'est ainsi que pour ceux de trois à cinq ans nous avons prescrit l'écorce de quinquina, non point au quart, mais aux deux tiers de dose.

Nous faisions donc bouillir huit grammes d'écorce du Pérou dans huit cents grammes d'eau, pour réduire à cinq cents grammes et pouvoir administrer quatre demi-quarts de lavement composés chacun de cent vingt-cinq grammes environ de décoction de quinquina. Nous n'avons eu que des enfants mâles de cet âge à guérir; la dose eût été la même pour des petites filles d'âge correspondant, où le sexe ne crée pas encore de différence.

Quant au laudanum de Sydenham, la dose a été le tiers de celle de l'âge viril, chez l'homme, et non point les deux tiers, comme pour le quinquina, parce que nous avions pressenti, dès le commencement de l'épidémie, que chez l'enfant la vitalité a proportionnellement plus de vivacité que de puissance, et que si elle devait être excitée au moyen du laudanum, elle avait encore plus besoin d'être fortifiée à l'aide du quinquina, et d'être mise en garde contre une excitation trop grande. D'après cela, nous avons donné quatre ou cinq gouttes de laudanum pour un premier lavement, trois ou quatre pour un second, deux ou trois pour un troisième, et ainsi de suite pour les autres jusqu'à concurrence de vingt ou vingt-cinq gouttes, pour le premier jour de traitement. La dose totale, pendant le second jour, ne doit, en aucun cas, dépasser la somme de quinze ou vingt gouttes de laudanum au maximum.

On objectera, peut-être, qu'en pratique il est difficile d'arriver à la délimitation exacte de la goutte de laudanum dans l'emploi que nous en faisons contre le choléra. A cela il faut répondre qu'avec un peu de sagacité et d'habitude on donnera à chaque goutte son ampleur voulue et correspondant, en poids, à cinq centigrammes de laudanum; en évitant de compter pour une goutte celle qui, par son volume, n'en représente qu'une moitié, par exemple.

Chez les deux enfants âgés, l'un de huit, l'autre de onze ans, nous avons ordonné le quinquina à un peu plus des trois quarts de dose, en vertu des considérations précédentes, et par cinquième de lavement : soit, deux cents grammes de décoction obtenue par l'ébullition de quinze cents grammes d'eau contenant douze grammes d'écorce du Pérou. Par la même raison, le laudanum de Sydenham a été donné à la dose de six gouttes chez l'enfant de huit ans, de huit gouttes chez l'enfant de onze ans, au premier lavement, et ainsi de suite en abaissant proportionnellement la dose à chaque lavement donné, l'un après l'autre.

Jusqu'à concurrence de vingt-cinq gouttes pour le plus jeune, de trente gouttes pour le plus âgé de ces deux enfants, pendant le premier nyctémère. C'est à dire à des doses étant pour celui-là la moitié, pour celui-ci les deux tiers de celles de l'âge viril.

Au deuxième jour, un changement s'est opéré, la gravité n'est plus la même chez les deux malades. L'enfant de onze ans, auprès de qui notre intervention a été prompte, est en bonne voie de guérison ; la dose de laudanum est abaissée et maintenue à trois gouttes pour chacun des huit lavements administrés ce jour-là ; le laudanum est supprimé dès le lendemain.

L'enfant de huit ans, auprès de qui notre intervention a été tardive, est encore dangereusement malade, et le laudanum est donné à trois gouttes pour chacun des huit lavements administrés pendant ce second jour. D'où une somme quotidienne égale dans les deux cas, mais, eu égard à son plus jeune âge, proportionnellement plus forte chez ce dernier, où le médicament est continué à la dose de deux gouttes pour chacun des six lavements prescrits le jour suivant ; il est ensuite supprimé. A partir du quatrième jour, tout danger a disparu, mais la médication a dû être poursuivie jusqu'au septième jour. Cet enfant a guéri après avoir été bien gravement atteint de choléra. Il est porté au numéro 13.

Enfin, chez les deux jeunes garçons âgés, l'un de quatorze, l'autre de quinze ans, nous avons fait prendre le quinquina et le laudanum de Sydenham aux doses que nous administrons aux personnes du sexe féminin parvenues à l'âge viril. Ces doses, comme nous l'avons déjà indiqué, sont un peu moindres que chez l'homme. En conséquence, les médicaments ont été donnés par quart de lavement, selon les règles déterminées.

Ces deux adolescents ont eu une atteinte fort grave de choléra ; et pourtant le jeune Pic..., âgé de quatorze ans, numéro 26, celui des deux où l'attaque a été comparativement plus violente, a résisté. Tandis que l'autre, le jeune Gar..., âgé de quinze ans, numéro 18, a succombé. C'est que, si chez les deux cholériques les lavements furent intempestivement suspendus, ce qui aggrava de suite leur état. Ils le furent moins longtemps chez le plus jeune, près duquel un hasard heureux nous permit d'accourir assez tôt pour y remédier à temps ; attendu que nous nous trouvions sur les lieux appelés les Quatre-Moulins, y étant retenu par plusieurs malades graves. Tandis que, malgré toute notre diligence, nous ne pûmes que tard accourir près de l'autre à qui l'on avait, en outre, donné tout aussi inconsidérément une alimentation intempestive. On se fiait sur ce qu'il était parvenu au cinquième jour de maladie avec toutes les apparences d'une guérison imminente ; il mourut le lendemain, au bout de six jours de traitement, avons-nous dit, et de cet exemple, entre autres, nous avons tiré plus d'un enseignement pratique.

Parmi les cholériques avancés en âge, Madame Veuve Or..., numéro 23, peut seule être rangée dans la catégorie des vieillards. M. Veil..., numéro 8, approche de l'âge sénile, mais n'y atteint pas. Chez la première, la médication, conforme en tous points à celle des personnes de son sexe moins âgées, n'a pu guère être appliquée, tant la mort est survenue vite. Mais si nous avions dû en faire une application suivie chez des gens arrivés à la vieillesse, nous n'eussions certainement pas abaissé la dose de quinquina, et nous eussions fort peu descendu celle du laudanum ; par la raison déterminante qu'aux deux extrêmes de la vie, la vitalité a moins de consistance et résiste difficilement au moindre choc. Aussi l'atteinte cholérique puise dans ces conditions un surcroît de gravité appelant une intervention médicale d'une énergie correspondante, et justifiant la dosimétrie relativement élevée des remèdes, chez le vieillard et l'enfant, dans notre médication anti-cholérique.

C'est d'après ce principe qu'a été traité le numéro 8, âgé de cinquante-huit ans, et nous nous en sommes fort bien trouvé. Car l'affection qui, chez cet homme, débutait gravement, n'a pas tardé de revêtir une physionomie rassurante, sous l'empire de notre traitement énergique et prompt. Les doses de quinquina et de laudanum, chez ce cholérique, ont été exactement celles des personnes de son sexe moins avancées en âge.

Il y a donc tout avantage, et par suite, indication formelle d'abaisser les doses de nos médicaments proportionnellement moins chez le vieillard que chez l'enfant. Parce que, si ces deux âges se ressemblent sous le rapport du dynamisme, je veux dire des forces vitales, *in potentiâ*, emmagasinées, si l'on peut ainsi parler; ils diffèrent extrêmement quant aux forces dépensées, agissantes, *in actû*, qui sous l'action médicamenteuse se mettent en mouvement avec une vivacité incomparable chez l'enfant, où l'évolution de la maladie typhique est très-rapide. Comme nous avons pu le vérifier au lit du malade. Cela en rend la solution favorable ou funeste, beaucoup plus prompte, et abrège d'autant la durée de la médication. Et par cela même, le moindre retard, la moindre infraction qu'on apporte à cette dernière fait courir plus de danger au cholérique ; on est même obligé de rapprocher un peu les différents temps de l'administration de celle-ci chez les jeunes enfants, où la maladie a une marche encore plus précipitée. Aussi avons-nous eu la satisfaction de les guérir tous.

Objecterait-on que le volume du corps étant, selon l'âge, le quart, le tiers, la moitié, etc., de celui du corps de l'adulte, les doses de mes médicaments, réduites à ces proportions, seraient équivalentes en force à celle de l'âge viril et, par conséquent, suffisantes ? Cette appréciation manquerait de justesse ; elle ne tiendrait pas compte de la suractivité du fonctionnement morbide chez l'enfant qui entraîne une déperdition relativement supérieure des forces radicales, dans un temps donné, et nécessite, en conséquence, une réparation comparativement plus grande de ces forces, au moyen de mes agents médicamenteux, dans ce même laps de temps. D'où l'indication de n'abaisser leurs doses qu'au point auquel j'ai dû m'arrêter, et nous avons dit pourquoi ce point devait être plus bas pour le laudanum que pour le quinquina.

L'abaissement doit être encore moins prononcé chez le vieillard que chez l'enfant ; parce qu'en rapport des progrès de la sénilité, l'allanguissement des fonctions, joint à l'amoindrissement des forces radicales qui y président, met dans l'impérieuse nécessité d'imprimer à ces forces une stimulation et un rehaussement comparativement plus grands ; comme aussi d'en prolonger la durée médicatrice.

La deuxième remarque qu'il nous reste à énoncer consiste en ceci que la médication par nous décrite dans tous ses détails essentiels et complets est la peinture fidèle de ce qu'ont exigé les cas de choléra ayant conservé un cachet de gravité, du commencement de la maladie jusque vers sa terminaison. Ces cas ont été les plus nombreux. Mais nous avons constaté que, chez presque tous ceux de cette sorte, notre intervention médicale a été plus ou moins tardive, partant, plus laborieuse et de plus longue durée. A la vérité, chez la plupart d'entre eux, le retard tenait à l'éloignement de leur habitation par rapport à la ville de Brest, où il fallait se rendre pour chercher du secours : de là une perte de temps inévitable. Aussi, pour l'épargner à l'avenir, si l'occasion d'épidémie se présentait jamais, il conviendrait au praticien de porter constamment sur lui du quinquina et du laudanum de Sydenham, aux doses nécessaires (elles sont peu encombrantes), pour administrer les quatre premières injections rectales.

Cette circonstance malencontreuse d'intervention tardive qui, avec le concours d'autres circonstance également défavorables, s'est dressée, comme un obstacle invincible, contre la guérison de deux de nos cholériques, a prouvé, en cela, sa force d'opposition. Mais comme elle n'a pu, réduite à elle seule, nous empêcher de guérir tous les autres cholériques, quoiqu'avec plus de peine, elle a confirmé, par la même occasion, la puissance de notre méthode curative qui a su en triompher; elle nous suggère la réflexion finale que nous livrons à l'attention des praticiens. Nous l'exprimerons en ces termes : la promptitude d'application de la méthode en facilite le succès.

En résumé, la médication repose essentiellement sur la découverte à laquelle nous avaient préparé nos observations cliniques antérieures et que voici :

Pour guérir les cholériques dans l'immense majorité des cas, il faut : 1° Faire pénétrer dans l'économie les médicaments appropriés, par la voie rectale, à l'exclusion absolue de toute autre voie, pendant la période d'algidité, et jusqu'à ce que, pendant la période suivante, la réaction soit solidement et définitivement établie. 2° Administrer les injections rectales sans tarder et sans relâche jusqu'à la fin de la maladie. 3° Employer le quinquina jaune et le laudanum de Sydenham comme médicaments spécifiques, en les associant à l'amidon.

Ces trois indications indissolublement liées, l'une à à l'autre, de manière à former un tout indivisible, sont la base fondamentale de la médication et la caractérisent. Les autres indications qu'elle contient n'ont plus ce même cachet, malgré toute leur importance.

Désirant entourer notre publication de toutes les garanties de véracité que comporte un pareil sujet, nous avions dans cette intention songé, un instant, à faire certifier l'authenticité de chacun de nos cas de choléra heureux ou funestes par la personne en ayant été atteinte, ou, à son défaut, par les membres survivants de sa famille qui en avaient été témoins. Mais, en y réfléchissant, nous y avons renoncé. Non point que cette recherche eût été difficile, mais parce qu'elle n'eût pas donné la démonstration irrécusable. On aurait toujours pu objecter que certaine omission commise involontairement dans le nombre des décès, en changeant leur proportionnalité, aurait altéré la valeur thérapeutique de notre méthode. Et comment détruire cette objection, alors que les registres de l'état-civil ne mentionnent pas par quel médecin a été traité le cholérique décédé ; ce dont nous avons pu nous convaincre, à notre grand regret. Heureusement, des circonstances particulières et comme providentielles nous sont venues en aide pour la constatation de la vérité.

En effet, seize de nos malades, portés sur le tableau précité, habitaient la très petite bourgade de Lanninon, où tout le monde se connaît et se rappelle la terrible invasion du choléra, en 1866. C'est donc aux habitants de Lanninon que nous avons demandé et c'est d'eux que nous avons obtenu, avec l'empressement de leur reconnaissance, la certification, dûment légalisée, dont nous allons transcrire la teneur textuelle ; en faisant remarquer au préalable que les cas de Lanninon représentent exactement la moitié du nombre total de nos cholériques graves, et comme tels, inscrits sur le tableau.

En y jetant un coup d'œil, on s'aperçoit que quinze de ces malades ont guéri, et qu'un seul a succombé, le numéro 18. L'un de ces quinze malades habitant Lanninon figure parmi les cholériques des Quatre-Moulins, parce qu'il a été atteint dans cette dernière localité, où il se trouvait en ce moment, et qui est voisine de Lanninon. Nous voulons parler du numéro 19, et ce cas a été un des plus graves. On est donc bien obligé de reconnaître que si notre médication a donné, avec preuves à l'appui, de bons résultats à Lanninon, elle n'a pas pu en donner de mauvais ailleurs. C'est de la dernière évidence.

Il est enfin une dernière objection qu'on aurait pu nous faire d'avoir confondu et réuni dans les seize cas de Lanninon les cas légers avec les cas graves, pour obtenir, en faveur de notre méthode curative, cette proportionnalité si avantageuse de quinze guérisons contre un décès et de les avoir tous portés, indistinctement, sur le tableau récapitulatif précité.

Afin de répondre à cette objection et la détruire, nous avons eu soin, non-seulement de faire constater nominativement l'authenticité de chacun des seize cas d'une incontestable gravité et, comme tels, figurant, à juste titre dans le tableau récapitulatif des cas graves ; mais encore nous avons pris la précaution de faire aussi constater nominativement l'authenticité de chacun de cinq autres cas de choléra léger traités également par nous à Lanninon, pendant l'épidémie de 1866, et qui, à cause de leur bénignité, ne devaient pas prendre et n'ont pas pris place dans le tableau récapitulatif des cas graves de choléra.

Il en résulte que nous avons traité d'après notre méthode curative vingt et une personnes de Lanninon dont seize atteintes gravement et cinq atteintes légèrement de choléra épidémique. Il nous en a été donné une certification écrite et légalisée dont voici la copie conforme :

6

Nous soussignés, habitant Lanninon, en la commune de Saint-Pierre-Quilbignon, certifions que pendant l'épidémie de choléra qui, en 1866, a sévi sur notre localité, M. le docteur Chabassu après avoir perdu M. et Mme Moal, ses deux premiers malades atteints de choléra, a soigné et guéri tous ses autres malades atteints de la même affection qui sont au nombre de quinze, dont les noms suivent :

Mademoiselle Moal et son frère.
Madame veuve Aminot et deux enfants.
M. et Mme Marc et un enfant.
Madame Faleron.
Mademoiselle Lislac, aujourd'hui mariée.
Madame Garret.
M. Quéméneur.
M. Bonaventure.
M. Golias.
et Madame Kergonnou qui étant chez Madame Corfa, sa sœur, aux Quatre-Moulins, y est tombée malade et y a été soignée par M. le docteur Chabassu. Certifions en outre qu'il n'a perdu du choléra qu'une seule personne, le fils Garret, âgé de 15 ans. Qu'il a en outre donné ses soins aux personnes suivantes qui ont été moins frappées par la maladie régnante, et dont les noms suivent :

Madame Bonaventure.
Madame Philippe.
Madame Salaün.
M. Miossec.
Et le fils Quellennec qui demeuraient aussi à Lanninon.

Ont signé : M. Bonaventure, maître principal de la marine en retraite, Madame Bonaventure, M. Quénéa, maître entretenu de la marine, MM. Cloarec, propriétaires-agriculteurs, M. Broc ouvrier du port, Madame Miossec épouse de M. Miossec, 1er maître de la marine, M. Salaün, retraité et Madame Salaün, etc. etc.

Deux de nos cholériques de Lanninon, Mlle Moal, aujourd'hui Mme Decamps, et Mlle Lislac, aujourd'hui Mme Thoman, qui actuellement n'habitent pas Lanninon, mais demeurent dans le voisinage, nous ont donné une certification exactement semblable à la précédente, lesquelles sont légalisées pour l'authenticité des signatures, à la mairie de Saint-Pierre-Quilbignon, en date des 12 janvier et 11 avril 1881.

Un des cholériques de Lanninon, M. Quéméneur, était à cette époque employé à l'Administration des Ponts-et-

Chaussées. M. le Docteur Daniel, médecin des épidémies de l'arrondissement de Brest, chargé également du service médical des Ponts-et-Chaussées à Brest, dut, en cette dernière qualité, se rendre à Lanninon pour constater la maladie dont était atteint le sieur Quéméneur et sa guérison due à nos soins. Il nous en a donné l'attestation écrite et légalisée.

Deux des cholériques inscrits au tableau ci-dessus : l'enfant Leroy, sous le numéro 13 ; M. Nicol, sous le numéro 17, et Madame Vve Jacques, dont il est parlé plus haut, habitaient à la Grande-Rivière, localité voisine de Lanninon ; à ce sujet, une attestation légalisée pour les signatures à la mairie de Saint-Pierre-Quilbignon, en date du 16 avril 1881, nous a été délivrée et nous en produisons ci-après la copie conforme, en faisant remarquer que cette attestation est signée par Madame Ramond, fille de feue Madame Veuve Jacques, et cousine de l'enfant Leroy, et par Madame Veuve Nicol, épouse du sieur Nicol, aujourd'hui décédé :

Nous soussignés, habitant à la Grande-Rivière, en la commune de Saint-Pierre-Quilbignon, certifions que pendant l'épidémie de choléra qui, en 1866, a sévi sur notre localité, M. le docteur Chabassu, de Brest, n'a été appelé à y donner ses soins qu'aux deux personnes suivantes : M. Nicol, alors âgé de 53 ans, et le jeune Leroy, alors âgé de 8 ans, atteints l'un et l'autre de la maladie épidémique et il les a guéris. Certifions en outre que Madame veuve Jacques, frappée de choléra, le 10 février, à 7 heures du matin, a été d'abord traitée par M. Boulard, médecin à Saint-Pierre-Quilbignon, et qu'elle a fait appeler à onze heures et demie du matin M. le docteur Chabassu qui n'a pu lui faire qu'une visite, la malade ayant succombé à une heure du soir.

Nous avons dit et prouvé qu'un seul des cholériques de Lanninon, le fils Garret, numéro 18, avait succombé, et avons ajouté que s'il n'avait pas guéri c'était parce qu'on avait commis des imprudences graves à son égard. La preuve irrécusable de ce fait capital nous en a été donnée dans une attestation écrite, signée et légalisée par les personnes qui en avaient été témoins, le sieur Marc et sa femme, habitant alors Lanninon, et que nous avons guéris du choléra (numéros 14 et 15 du tableau récapitulatif).

Enfin, en confirmation de ce que nous avons avancé touchant Madame Veuve Oria, l'un des quatre malades dont l'issue a été fatale, nous avons obtenu de sa bru l'attestation ci-après :

Je soussignée certifie que Madame Oria, née Boilleau, a succombé au choléra foudroyant à Brest, le 4 mars 1866, année de l'épidémie. Indisposée depuis la veille, Madame Oria n'a voulu recevoir les soins de M. le docteur Chabassu que le matin du 4 mars, alors qu'il était trop tard.

Brest, Imp. Gadreau, rue de Siam, 99.

www.ingramcontent.com/pod-product-compliance
Ingram Content Group UK Ltd.
Pitfield, Milton Keynes, MK11 3LW, UK
UKHW021521260726
13993UKWH00004B/1801